DE LA CASTRATION

CHEZ L'HOMME ET LES ANIMAUX,

DE SON INFLUENCE SUR EUX;

THÈSE

Présentée et soutenue à la Faculté de Médecine de Paris, le 28 janvier 1829, pour obtenir le grade de Docteur en médecine;

PAR PAUL-GUSTAVE VILLEMOR, de Castelmoron,

Département de Lot-et-Garonne.

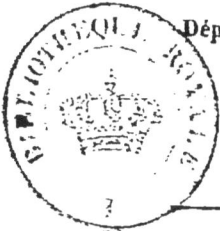

A PARIS,

DE L'IMPRIMERIE DE DIDOT LE JEUNE,

Imprimeur de la Faculté de Médecine, rue des Maçons-Sorbonne, n° 13.

1829.

FACULTÉ DE MÉDECINE DE PARIS.

Professeurs.

M. LANDRÉ-BEAUVAIS, Doyen.

MESSIEURS

Anatomie...	CRUVEILHIER.
Physiologie,..	DUMÉRIL, *Examinateur.*
Chimie médicale......................................	ORFILA.
Physique médicale....................................	PELLETAN fils.
Histoire naturelle médicale........................	CLARION.
Pharmacologie..	GUILBERT.
Hygiène.	ANDRAL.
Pathologie chirurgicale.............................	{ MARJOLIN, *Examinateur.* / ROUX.
Pathologie médicale.................................	{ FIZEAU. / FOUQUIER.
Opérations et appareils.............................	RICHERAND.
Thérapeutique et matière médicale,.............	ALIBERT.
Médecine légale......................................	ADELON.
Accouchemens, maladies des femmes en couches et des enfans nouveau-nés........................	DESORMEAUX.
Clinique médicale....................................	{ CAYOL. / CHOMEL. / LANDRÉ-BEAUVAIS. / RÉCAMIER, *Suppléant.*
Clinique chirurgicale................................	{ BOUGON, *Président.* / BOYER, *Examinateur.* / DUPUYTREN.
Clinique d'accouchemens...........................	DENEUX.

Professeurs honoraires.

MM. CHAUSSIER, DE JUSSIEU, DES GENETTES, DEYEUX, DUBOIS, LALLEMENT, LEROUX, PELLETAN père, VAUQUELIN.

Agrégés en exercice.

MESSIEURS	MESSIEURS
ARVERS.	GIRARY.
BAUDELOCQUE.	KERGARADEC.
BOUVIER.	LISFRANC.
BRESCHET.	MAISONABE.
CLOQUET (Hippolyte).	PARENT DU CHATELET.
CLOQUET (Jules).	PAVET DE COURTEILLE, *Examinateur.*
DANCE.	RATIER, *Examinateur.*
DEVERGIE.	RICHARD.
DUBOIS, *Suppléant.*	ROCHOUX.
GAULTIER DE CLAUBRY.	RULLIER.
GÉRARDIN.	VELPEAU.
GRADY.	

Par délibération du 9 décembre 1798, l'École a arrêté que les opinions émises dans les dissertations qui lui sont présentées doivent être considérées comme propres à leur auteurs, qu'elle n'entend leur donner aucune approbation ni improbation.

A MON PÈRE.

A MA MÈRE.

A MA GRAND'MÈRE.

Témoignage de respect, d'amour et de reconnaissance éternels.

A MON PARENT,

J. BUJAC,

Pour l'amitié qu'il me porte et les soins qu'il m'a prodigués pendant mon séjour à Paris.

P.-G. VILLLEMOR.

DE LA CASTRATION

CHEZ L'HOMME ET LES ANIMAUX,

DE SON INFLUENCE SUR EUX.

La castration, l'une des opérations les plus graves de la chirurgie, non pas quand on la considère en elle-même, mais par l'influence si marquée qu'elle exerce sur l'individu, et par les suites fâcheuses qui peuvent l'accompaguer, est définie : l'ablation de l'un ou des deux testicules. La trouvant trop restreinte, je crois qu'on pourrait l'entendre autrement, en disant qu'elle consiste dans l'enlèvement ou la destruction dans les deux sexes des organes servant à la reproduction de l'espèce, soit chez l'homme, soit chez les animaux.

L'origine de cette opération se perd dans les temps les plus reculés; elle a pris naissance en Orient, berceau de tout ce qui sert à dégrader les hommes. Les prêtres de Cybèle se châtraient eux-mêmes pour être plus agréables à leur divinité cruelle, et portèrent cette fureur jusqu'à l'excès. Il a existé aussi parmi les chrétiens plusieurs sectes de ces furieux, et une entr'autre où, non contens de se mutiler eux-mêmes, imitant en cela Origène, ils attiraient dans leurs mains les individus qu'ils pouvaient séduire, les mettaient dans le même état de dégradation qu'eux, en leur assurant une éternité de bonheur dans l'autre monde. En Perse, on punit ainsi l'adultère, le viol et quelques autres crimes.

Je crois nécessaire, avant d'aller plus loin, de distinguer différentes sortes de castrats, suivant la manière dont on procède, et leur degré plus ou moins grand de mutilation.

La castration imparfaite ou la privation d'un seul testicule, que je cite en passant, ne doit pas être comptée, puisque le testicule resté sain remplit les fonctions qui lui sont dévolues ; seulement l'individu monoteste ne peut plus se livrer aux plaisirs de l'amour aussi souvent et avec autant d'ardeur.

La seconde espèce se rapporte au mode de mutilation : on fraise, on mallaxe les testicules aussi long-temps qu'il faut pour détruire leur organisation. Ce procédé barbare, qui pouvait être infructueux, et qu'on a fort heureusement abandonné, se rattache à l'espèce suivante quant au résultat.

Les troisièmes, privés des deux testicules, sont ceux qui, quoique impropres à la fécondation, peuvent jouer un rôle au moyen de leur verge, dans les ébats amoureux de certaines deshontées. *Frank* assure que dans une ville dont il tait le nom, il y eut des hommes assez lâches pour pervertir les mœurs du sexe, tellement qu'on fut obligé, pour mettre un terme à ces excès de débauche, d'user sur eux du pouvoir de l'autorité.

La dernière espèce, ceux privés de tout indice d'organes sexuels, sont les eunuques proprement-dits, êtres qui, comme l'étymologie l'indique (εὐνή, *lit*, ἔχω, *je garde*), sont employés en Orient à la garde des femmes.

La différence de l'eunuque et de l'homme possédant ses organes génitaux est très-sensible, tant au physique qu'au moral ; il y en a une encore assez notable entre le castrat avant ou après la puberté : le premier ayant des organes sexuels trop peu développés pour entretenir des sympathies bien marquées avec le reste de l'économie animale ; tandis que chez le second le moral s'affecte toujours d'une manière durable, il tombe dans une noire mélancolie, et finit par se suicider. D'autres fois, l'infortuné se trouvant à côté des plaisirs qu'il a goûtés, auxquels il est forcé d'être indifférent, ne peut plus supporter le monde, et, semblable à l'infortuné Abélard, s'en éloigne à jamais.

Les chairs de celui qui a été châtré dès ses plus jeunes ans sont flasques, pâles; son système lymphatique est très-développé; et s'engorge facilement ainsi que ses glandes; il en est de même de ses articulations : il acquiert un embonpoint général; son ventre est recouvert d'un coussin de graisse, ses cuisses, ses jambes, ses pieds en sont surchargés, et présentent ces formes arrondies qui sont une des beautés du sexe; ses jambes, gorgées de sucs, sont sujettes à s'affecter par la moindre cause, et à donner lieu à des ulcères fort difficiles à guérir. L'eunuque est nonchalant, se meut avec répugnance, ne se livre à aucun exercice violent, et recherche avec avidité les travaux sédentaires qui sont répartis aux femmes.

La barbe, les poils lui manquent entièrement s'il a été châtré dans son enfance; au cas contraire, il conserve ces ornemens masculins, mais moins longs et moins épais.

Il a peu de chaleur extérieure, peu de transpiration; la peau, plus douce, plus blanche, plus fine, est peu sujette aux maladies qui lui sont propres; le pouls faible.

C'est surtout sur les organes de la voix que l'influence de la castration est très-prononcée. La voix conserve le timbre aigu de l'enfance, parce que le larynx reste à peu près stationnaire dans son développement, tandis qu'elle acquiert de la force et de l'étendue, suites du développement de la poitrine, des cavités buccales et nasales. C'est surtout en Italie, où il était défendu aux femmes de paraître sur le théâtre, que ces chanteurs, appelés *castrato*, étaient très-recherchés, et que des parens barbares sacrifiaient la nature à la fortune. Au reste, ces chanteurs, sauf quelque exception, sont sans chaleur et sans expression sur le théâtre, et perdent leur voix de bonne heure.

Il survient aussi de grands changemens dans l'organisation entière;

leur squelette se rapproche par sa configuration de celui de la femme; le cervelet est moins développé, de là la largeur moindre de la nuque dans les animaux mutilés, le bœuf, comparé au taureau, par exemple.

M. *Gall* dit avoir remarqué que la castration entraîne un plus grand développement du lobe postérieur du cerveau, qui, selon lui, est l'organe de l'amour maternel ; observation qui semblerait justifier l'attachement de l'eunuque pour les enfans, et le soin si grand que prend la mère abeille de l'essaim qui lui est confié. Le larynx éprouve surtout de grandes différences, comme M. *Dupuytren* a pu s'en assurer sur un sujet qu'il a disséqué avec beaucoup de soin, et qui avait été mutilé très-jeune. « Le larynx avait un tiers de volume de moins « qu'à l'ordinaire, la glotte n'avait qu'une très-petite circonférence, « et les cartilages laryngiens étaient très-peu développés. »

Si les forces physiques de l'être dégradé dont je parle sont presque nulles, il en est à peu près de même de son énergie intérieure et du développement de ses facultés intellectuelles. Incapable d'agir par lui-même, il faut que quelqu'un lui communique cette force de détermination qui lui manque. S'il parvient à quelque emploi un peu élevé, ce n'est qu'à force de ramper, de servir les passions de celui dont il est l'esclave, allant quelquefois jusqu'à se livrer lui-même. Chez les Orientaux, où la polygamie, la jalousie, le despotisme sont portés à un très-haut degré, on exige pour la garde des harems des eunuques dont la mutilation soit tout à fait complète, qui n'aient aucun vestige de leur virilité; ils se vendent fort cher, parce que ces procédés barbares en laissent survivre très-peu à leur malheur.

Je doute que l'eunuque puisse acquérir un grand perfectionnement de ses facultés intellectuelles; et dans le nombre de ceux qu'on a cités, il est à croire que la plupart se sont distingués par leurs vices et non par leurs vertus. Manquant de cette force de pensée et de cette énergie morale, précurseurs indispensables des grandes actions, il ne peut qu'étudier les passions des flatteurs qui l'entourent, imiter leurs défauts ou même les surpasser, digne, en un mot, d'être voué à l'exécration publique.

« Les changemens profonds qui surviennent chez l'homme eunu-
« que, dit M. *Adelon*, ont été expliqués diversement ; les uns par
« une influence du sperme sur le sang, les autres par une influence
« du système nerveux. Selon les premiers, le sperme, dans l'homme
« parfait, est destiné à être résorbé en partie dans les intervalles quel-
« quefois bien longs qui séparent les temps où l'on accomplit la gé-
« nération, à être rapporté par conséquent dans le sang, pour trem-
« per ce fluide, si l'on peut parler ainsi, et lui imprimer un carac-
« tère d'activité qu'il ira lui-même ensuite répandre dans toutes les
« parties. Qu'elle faiblesse, en effet, suit les pertes excessives de
« sperme ! Or, ce stimulus manquant dans les eunuques, le sang
« doit être moins excitant, et de là la faiblesse qui se montre dans
« toutes les parties, et qui amène le mode de constitution que nous
« leur avons reconnu. Selon les seconds, l'influence de l'appareil
« génital ne doit pas être conçue d'une manière aussi matérielle,
« et c'est aux liaisons des diverses parties nerveuses entr'elles et à la
« réaction du système nerveux qu'elle doit être rapportée. Il est
« certain que, pour expliquer cette réaction sympathique comme
« toute autre, on ne pouvait avoir recours qu'à l'un ou à l'autre
« des deux agens de notre corps, qui, seuls répandus partout, et
« partout continus, puissent seuls aussi être les intermèdes maté-
« riels des liens qui existent entre toutes les parties. »

Chez la femme, la castration ou l'amputation des ovaires, quand elle est pratiquée assez de bonne heure, produit des effets tout à fait opposés ; ses seins s'affaissent, ses règles cessent de couler, sa voix devient rauque, ses muscles se dessinent ; elle prend les goûts des hommes, les poussant jusqu'au désir de se rapprocher de son sexe.

Je ne parlerai que très-légèrement de l'influence de la castration chez les animaux, et seulement pour prouver certaines analogies de résultats. Si l'on châtre le cheval, le bœuf, le coq ou tout autre ani-mal, avant que les cornes n'aient poussé au second, et la crête au troisième., il n'en paraîtra que très-peu de vestiges ; mais à un âge plus avancé, s'ils ont ces attributs de leur sexe, ils les conserveront. Le cheval, le bœuf, etc., deviennent plus traitables, et se plient plus facilement au joug de l'homme quand on leur a enlevé les testicules ; chez le taureau surtout, il devient nécessaire de pratiquer cette opération, pour prévenir chez lui le développement de cette irrascibilité qui le rend très-dangereux pour ceux qui l'entourent, quand il a goûté pendant un temps plus ou moins long les plaisirs de l'amour. Il devient lourd ; sa tête s'allonge, sa nuque, son front sont moins larges, son ventre est plus volumineux ; ses poils sont moins beaux, de même que la crinière du cheval. Le poitrail de ces quadrupèdes n'est pas aussi large ; le cheval n'offre plus à un si haut degré cette noble fierté qui le caractérise ; ses hennissemens n'ont plus autant de force, il n'est plus aussi solide sur ses jambes Le chapon a les plumes moins fournies ; ses chants ne se font plus entendre, sa démarche est moins fière, il marche la tête basse ; il est pusillanime, et va, comme les animaux femelles, se mettre sous la protection du coq de la basse-cour ; il devient très-facile à engraisser : sans cette opération, ceux qui doivent servir à notre nourriture seraient très-durs, maigres, et leur chair prendrait, à l'époque du rut, un goût tout particulier qui les rendrait impropres à nos besoins culinaires. Toutes ces considérations rendent suffisamment raison, je crois, de l'ancienneté de cette pratique. Je pense que l'odeur très-forte des urines, de tout le corps de l'animal, et son état d'exaltation, qui le rend capable des actions les plus hardies, doivent dépendre de la résorption du sperme, qui est entraîné dans le torrent de la circulation.

L'état d'enfance dans lequel a été pendant long-temps la connaissance exacte des maladies chirurgicales fit regarder la castration comme le seul remède certain des hernies inguinales ; ce fut *A. Paré* qui, le premier, s'éleva contre une ignorance si funeste ; mais le charlatanisme ne put être déraciné de sitôt, et l'on vit encore après des hommes ambulans, connus sous le nom d'*herniaires*, amputant les testicules à tort et à travers ; et que les seuls arrêts rendus contre eux purent arrêter. *Dionis* dit même en avoir connu un qui nourrissait son chien des testicules qu'il enlevait.

Maintenant qu'on a des connaissances plus solides , l'art a voulu perfectionner cette opération , et c'est ce qui a fait varier les praticiens dans quelques points que j'indiquerai après avoir décrit les deux procédés généralement mis en usage.

Le malade , qu'on aura préparé par le repos, les bains, une saignée , s'il est pléthorique , sera couché sur un lit , la tête un peu élevée ; la partie sera préalablement rasée. Un aide aura disponibles des bistouris droits et convexes sur leur tranchant, une sonde canelée, des pinces à ligature , une aiguille courbe ordinaire , des fils cirés , des ciseaux ; pour le pansement, de la charpie, des emplâtres agglutinatifs, des compresses. des bandes seront préparés d'avance ; on y ajoutera des éponges, des vases avec de l'eau chaude et froide. On procède ensuite de la manière suivante :

Si la tumeur n'a qu'un volume peu considérable , le chirurgien saisit la peau , qui doit être saine et non adhérente, forme un pli , ou tout à fait transversal , ou , ce qui est mieux, tant soit peu oblique, de dedans en dehors et de haut en bas; il en confie une des extrémités à un aide , tandis que lui-même, saisissant l'autre, divise le tout, et d'un seul trait, avec la base du tranchant de son bistouri , de manière à ce que l'incision s'étende depuis et même un peu au-dessus de l'anneau inguinal jusqu'à la partie inférieure des bourses. Si la peau est altérée, désorganisée ou adhérente à la tumeur, qui elle-même est très-volumineuse, il faut en circonscrire une portion assez étendue, par deux incisions demi-circulaires, qu'on emporte avec le testicule. Cette précaution est très-nécessaire, d'abord pour bien enlever les parties affectées, qui pourraient donner lieu à la reproduction de la maladie, ou bien retarder de beaucoup la cicatrisation, les bords de la plaie se renversant en dedans. Il faut, avant d'aller plus loin, lier les vaisseaux qu'on a ouverts pendant ce premier temps de l'opération ; afin de prévenir tout écoulement ultérieur de sang, et ne pas être gêné par les doigts de l'aide qui les comprimerait. On doit ensuite disséquer la tumeur, en commençant par son côté externe, l'isoler entièrement, en dirigeant le tranchant du bistouri de son côté, de peur de blesser la verge ; puis dégager le cordon du tissu cellulaire environnant, à l'aide de l'instrument tranchant, le saisir soi-même à la hauteur convenable, entre le pouce et le doigt indicateur de la main gauche, et en faire la section avec l'autre main, restée libre. Immédiatement après on prend les pinces, on saisit l'extrémité béante des artères spermatiques, dont un aide fait la ligature les unes après les autres.

La manière d'opérer de M. *Dupuytren* est bien plus prompte et plus simple, et doit être préférée ; voici en quoi elle consiste : le grand praticien que je viens de nommer saisit ou fait saisir à pleine main la partie postérieure du scrotum, de manière à tendre les tégumens sur la partie antérieure de l'organe malade, et à pousser ce dernier comme pour le faire sortir à travers la peau ; il fait ensuite une incision simple depuis l'anneau jusqu'au bas du scrotum, ou deux semi-lunaires comprenant un lambeau de ce dernier, si le volume du testicule est trop considérable. Sitôt que les tégumens et le tissu cellulaire sont divisés, l'organe seminifère porté, dans tous les sens, en avant, vient s'offrir de lui même à l'opérateur, qui le dégage très-facilement, avec le bistouri, de ses points d'attache postérieurs ; le cordon étant ensuite saisi, on en fait la section, et on lie les vaisseaux qu'on a ouverts. Ce procédé a l'avantage non-seulement d'être court, comme je l'ai dit, mais de ne pas exposer à blesser le canal de l'urètre ou les corps caverneux, avec lesquels la tumeur est en rapport presque immédiat quand elle est assez volumineuse.

Je vais maintenant passer en revue les opinions différentes relatives à cette opération : les uns, les chirurgiens anglais, trouvent qu'il est inutile de soulever la peau qui couvre le cordon spermatique pour pratiquer la première incision, et ils varient en cela de la plupart des praticiens français ; d'autres veulent, et avec raison, je crois, que du premier coup de bistouri on incise la peau jusqu'au périnée, afin d'éviter les doûleurs plus grandes qu'on ferait éprouver au malade, si on était obligé de s'y prendre à deux fois.

La ligature et la dissection du cordon ont donné lieu aussi à de grandes différences : certains, et *Pott* entre autres, trouvent plus simple de débarrasser le cordon testiculaire des parties qui l'environnent, puis séparer avec les doigts les vaisseaux sanguins du canal déférent, passer une aiguille courbe armée d'une ligature, pour lier le premier sans toucher au second, et couper le cordon à un quart, un demi-pouce ou plus bas de la ligature, suivant son état d'intégrité et celui du testicule. Ils dissèquent ensuite ce dernier organe pour le séparer de son enveloppe scrotale, et lient les artères qui pourraient donner trop de sang. D'autres font saisir le cordon par l'aide qui a soutenu le pli des tégumens, et qui doit bien le saisir, afin d'empêcher sa rétraction ; ils coupent ensuite au-dessous des doigts qui le pressent, isolent le testicule, le détachent du scrotum avec les doigts ou le bistouri, et font la ligature des vaisseaux. A l'exemple de *Desault*, il faut, pour prévenir l'irritation que cause toujours la compression exercée par les doigts ou la ligature d'attente, et le danger de voir le cordon échapper, lier chacune des artères du cordon immédiatement après en avoir fait la section. Si l'on veut opérer de cette manière, on peut, comme *J.-L. Petit* le conseille, isoler d'abord le testicule, en le détachant de bas en haut, et ne s'occuper du cordon qu'à la fin de l'opération.

Je crois que les auteurs qui conseillent la ligature entière du cordon n'ont pas assez réfléchi aux accidens consécutifs qui en sont assez souvent la suite : tantôt ce sont des élancemens dans les reins, des douleurs insupportables dans le ventre, qui est tendu, et que l'entérite et la péritonite accompagnent souvent ; des bâillemens, des syncopes, des vomissemens, des mouvemens convulsifs, le tétanos, le délire et la mort, peuvent être la terminaison de cette scène déchirante. L'exemple de *J.-L. Petit* devrait être mis promptement en pratique, afin d'arrêter cet effrayant appareil de symptômes : enlever la ligature, la replacer plus haut, quoique ce praticien se contentât d'une légère compression, et pratiquer une ou deux saignées suivant l'indication.

Il arrive quelquefois que le cordon spermatique est tellement rac-courci, par l'usage prolongé du suspensoire ou par l'altération très-grande du testicule, qui est appliqué sur l'anneau inguinal, qu'il n'offre aucune prise pour placer les ligatures ; il faut alors faire saisir le cordon par un aide, tirer modérément sur lui, et, à mesure qu'on coupe couche par couche, lier les vaisseaux ouverts.

On a été pendant long-temps, et plusieurs praticiens recommanda-bles sont encore dans l'usage de panser la plaie résultant de l'opéra-tion de manière à la faire suppurer ; voici comment s'exécute le pan-sement : réunir les ligatures en haut de la plaie, mettre de la charpie fine ou bien un linge fin qui dépasse de chaque côté, et, par-dessus des bourdonnets, de la charpie grosse ; puis envelopper le tout de compresses. Cet appareil est soutenu par un bandage fait avec une bande large de trois ou quatre doigts, et d'une longueur proportion-née à la grosseur du malade. *Desault* et beaucoup de chirurgiens mo-dernes essaient toujours d'obtenir la réunion entière des deux lèvres de la plaie par première intention, ou au moins dans une étendue aussi considérable que possible ; et pour cela, les uns se servent de quelques points de suture et d'emplâtres agglutinatifs, de ces der-niers seulement, ou bien de deux rouleaux de charpie pour compri-mer ; d'un linge fenêtré enduit de cérat par-dessus, de compresses, et d'un bandage en T ou d'un suspensoire : dans cette dernière ma-nière, ou peut placer les ligatures dans l'angle inférieur ou supérieur de la plaie ; mais je crois qu'on doit toujours les mettre en haut, pour prévenir la suppuration qui se forme presque toujours le long des fils, quand on les place à l'angle inférieur de la plaie.

De quelque manière qu'on procède, il faut ne pas oublier une pe-tite artère placée à la partie postérieure du cordon, le long du canal déférent, pour en faire la ligature ; il faut faire attention que les vais-seaux soient tous liés, et que le bandage exerce une compression bien exacte.

Les points de suture, employés par quelques chirurgiens anglais, ont donné lieu à des accidens assez désavantageux pour les faire bannir entièrement de la pratique. M. *Roux* cite, dans la Relation de son voyage à Londres, un exemple de suture qui n'eut aucun succès : « Il « survint un gonflement inflammatoire considérable ; les bords de la « plaie furent coupés en plusieurs points par les fils des ligatures, et « la guérison de la plaie a dû se faire attendre fort long-temps. »

Les raisons que donnent les antagonistes de la réunion immédiate, M. *Larrey*, par exemple, qui dit « qu'il ne faut pas réunir les bords de la plaie, parce qu'ils doivent suppurer, et que la suppuration est nécessaire ; » la laxité des tissus et les hémorrhagies qui peuvent survenir, allégués par d'autres, ne nous paraissent pas assez fortes pour faire abandonner une méthode qui évite la suppuration, ou du moins la diminue, et rend la guérison plus prompte. Je ne pense pas non plus que l'exemple cité par M. *Boyer*, de réunion par première intention des bords de la plaie extérieurement, tandis qu'il s'était fait dans l'intérieur un amas de pus qui rendait nul le recollement de la superficie de la plaie, puisse lui être opposé. Une compression latérale aurait, il y a tout lieu de croire, empêché cette circonstance désavantageuse.

Quelquefois, peu ou long-tems après la terminaison complète de l'opération et du pansement, le malade étant dans son lit, il survient une hémorrhagie d'un ou de plusieurs petits vaisseaux des tégumens, qu'il est en général assez facile d'arrêter au moyen d'applications astringentes froides ; mais l'artère de la cloison, que l'état de maladie du testicule a rendu beaucoup plus volumineuse qu'elle n'est dans son état ordinaire, peut-être la cause de cet écoulement de sang, souvent assez considérable pour inquiéter l'opérateur qui ignorerait l'existence de ce vaisseau, le seul moyen de l'arrêter étant de lever l'appareil et de faire la ligature. Je rapporterai à ce sujet l'observation suivante de *J.-L. Petit* : « J'ai, dit-il, tiré plus d'une « fois de peine des gens fort embarrassés pour arrêter l'hémorrha- « gie après l'opération. J'en ai vu lever l'appareil jusqu'à trois fois

« sans découvrir le vaisseau ouvert. Prévenus qu'ils étaient que la
« seule hémorrhagie qui pût arriver dans la castration ne pouvait
« venir que de l'artère spermatique, ils se contentaient d'examiner
« la ligature du cordon, et ils augmentaient la compression dans la
« vue d'arrêter le sang; mais voyant toute espérance trompée, ils
« furent contraints d'appeler du secours. Je fus mandé, et je trou-
« vai que le sang sortait, non du cordon, mais d'une petite artère
« sous la peau, dans l'angle inférieur de la plaie; je l'arrêtai avec fa-
« cilité, et je fis connaître que non-seulement le cordon n'avait
« pas de part à cet accident, mais qu'il est le plus souvent accusé
« sans fondement. » Mais je ne suis nullement de l'avis de cet habile
praticien sur la non nécessité de lier l'artère spermatique, et de se
contenter de la simple compression du pubis. L'hémorrhagie qui peut
en être la suite, étant presque toujours au-dessus des ressources de
l'art, exige plus de prudence, malgré l'exemple rapporté par l'au-
teur que je viens de citer, d'un homme chez qui on enleva la ligature vingt-quatre heures après l'opération, pour des accidens causés
par la ligature entière du cordon, et où une légère compression em-
pêcha toute hémorrhagie. Cette perte de sang peut avoir lieu par
l'effet de la rétraction des fibres du crémaster, si, étant obligé de couper le cordon un peu haut, on n'a pas fait préalablement la ligature
des artères qui s'y trouvent. Il est cependant des chirurgiens qui
n'attribuent pas la rentrée des vaisseaux au crémaster, qui leur est
uni par du tissu cellulaire, et qui ne se rétracte que peu, mais plutôt à l'élasticité du cordon, qui, long-temps tiraillé, tend à revenir sur
lui-même. Si cependant cette circonstance fâcheuse avait lieu, on
devrait, plutôt que de vouer le malade à une mort inévitable, pour-
suivre le cordon dans l'anneau inguinal, ayant égard à la direction
oblique en haut, en dehors dans laquelle il le parcourt.

Des abcès plus ou moins considérables peuvent se former, à la suite
de la castration, dans le tissu cellulaire voisin et le long de la portion
du cordon testiculaire. On doit, autant que possible, tâcher de les
prévenir par tous les moyens mis en usage en pareilles circonstances :

la diète, les sangsues, les saignées, les applications émollientes rendues quelquefois narcotiques, et ouvrir ces foyers sitôt que le pus y est formé, afin de donner issue à cette matière, qui, en séjournant, occasionnerait de grands ravages.

Il faut avoir soin, avant d'opérer, de bien examiner l'état du cordon, du testicule et de l'abdomen. Dans quelques cas, le léger gonflement du cordon peut donner lieu à une méprise qui a eu lieu quelquefois, d'attribuer à un engorgement cette augmentation de volume due à une hernie épiploïque ou intestinale. Un peu d'attention suffit pour prévenir cette erreur de diagnostic.

Quoiqu'il paraisse évident, d'après l'état de la tumeur, qui est dure, lourde comme si on soulevait un morceau de plomb, l'opinion admise qu'elle est incurable, et qu'on doit en faire promptement l'ablation ne nous paraît pas rationnelle. Dans des circonstances même où la maladie avait fait de grands progrès, un traitement bien dirigé et long-temps suivi, au moyen de sangsues appliquées tantôt sur le cordon, tantôt sur le testicule, et en petit nombre, pour y revenir plus souvent, peut en arrêter les progrès. Le régime le plus sévère, le repos au lit, les cataplasmes émolliens, les bains, les lavemens, doivent compléter l'ensemble des moyens mis en usage.

Dans le doute que peut faire naître la présence d'un liquide dans la tunique vaginale, il faut avoir la prudence de pratiquer la ponction immédiatement avant d'opérer; et, si l'état de l'organe l'exige, en faire l'ablation, en y comprenant la portion qui a été percée par l'instrument. *Pott* raconte à ce sujet qu'une fois il fut tellement trompé par les apparences d'un véritable squirrhe lisse et indolent, qu'il amputa un testicule qu'il aurait conservé si, avant, il avait percé la tumeur.

L'état du cordon des vaisseaux spermatiques, celui de l'abdomen, doivent surtout fixer l'attention du praticien, de même que l'aspect

3

général de l'individu. Toutes les fois que le cordon est affecté de manière à présenter des engorgemens, des duretés qui se prolongent jusqu'à l'anneau et au-dessus, et qui ne permettent pas de placer les ligatures sur des parties saines ; qu'au moyen du toucher, on sent dans l'abdomen, surtout aux régions iliaques et lombaires, quelque engorgement, il est prudent de s'abstenir d'une opération qui ne guérirait pas le malade. Il est cependant des chirurgiens qui veulent, quand le cordon est engorgé jusqu'à et au-dessus de l'anneau, qu'on opère la même chose, fendant d'abord le canal inguinal, et allant chercher jusque dans le ventre un endroit propre à couper et à lier les vaisseaux. Je trouve cette manière de se conduire fort téméraire, en ce qu'on peut ne trouver que des parties affectées, et qu'on a alors la presque certitude que la maladie se reproduira plus ou moins promptement et marchera avec une rapité étonnante.

L'engorgement et l'état d'intumescence du canal déférent, le cordon conservant son volume naturel, sont d'un mauvais augure pour les suites de l'opération, comme M. *Boyer* a pu s'en convaincre un grand nombre de fois dans sa pratique. Il sort aussi, après la section du cordon, une matière blanchâtre qui provient du même canal dont je viens de parler, laquelle matière ce praticien distingué regarde comme un signe certain de la récidive de la maladie. On peut ajouter aussi aux chances d'insuccès l'aspect de matière cérébriforme qu'on trouve dans la tumeur, la couleur de groseilles de cette dernière, et l'apparition et disparition sur la plaie de fongosités marbrées.

Le procédé de M. *Aumont* consiste à faire l'incision du scrotum à sa partie postérieure et inférieure, et a été mis à exécution par ce praticien toutes les fois que le volume du testicule était médiocre et mobile dans le scrotum. Cette manière d'opérer, quoique fort simple et fort expéditive, puisqu'on divise peu de tégumens, qu'on n'a pas les artères honteuses externes à lier, et qu'on peut réunir facilement par première intention, ne doit pas cependant être adopté de préférence. Il est rare que la guérison de la plaie ne soit pas entravée par la formation d'abcès qui se montrent à la partie antérieure du scrotum, et dont on est presque toujours obligé de faire l'ouverture.

La manière de procéder, ou plutôt le moyen mis en usage par M. *Maunoir*, de Genève, pour ne pas opérer, et qui consiste à découvrir le cordon des vaisseaux spermatiques, à le lier et à abandonner le mal à lui-même, paraît avantageux dans les cas d'engorgement chronique du testicule, ou dans l'état présumé cancéreux de cet organe. La diminution de volume, l'atrophie, qui en sont la suite ordinaire, méritent qu'on le prenne en considération.

La castration chez les animaux entraine assez rarement des accidens fâcheux à sa suite, bien que l'art vétérinaire soit loin encore de ce perfectionnement auquel il pourrait atteindre. La cause doit dépendre de ce qu'on pratique l'opération de bonne heure, de ce que les organes de la génération n'ont pas des sympathies très-prononcées chez eux, ou, au moins, de ce que leur influence sur l'individu, étant soumise à un type en quelque sorte intermittent, elle ne se fait pas sentir d'une manière continuelle, comme chez l'homme.

La castration chez les animaux a été aussi pratiquée de temps immémorial, et chez tous les peuples civilisés. Les exceptions ne doivent être attribuées qu'au peu de chances de succès que cette opération laisserait dans les climats très-chauds, tels que le midi de l'Asie, de l'Europe et l'Afrique.

La castratation a été et est encore de nos jours confiée aux mains d'hommes obscurs surnommés *châtrcurs*, qui ne possèdent aucune connaissance de médecine vétérinaire; ils ne pratiquent que par routine, sont incapables de prévenir les accidens, de les arrêter quand ils se montrent, et de soumettre l'animal aux soins préparatoires que nécessite cette opération. On préfère généralement, pour opérer, une saison tempérée, telle que le printemps et l'automne. L'animal doit jouir d'une bonne santé; on doit ne pas le faire trop travailler, le laisser reposer la veille ou l'avant-veille du jour choisi pour l'opération, lui donner peu d'alimens de facile digestion, ou même lui imposer une diète sévère; si le sujet est fort, pléthorique, lui pratiquer une saignée. L'époque à laquelle on pratique la castration varie par rapport à telle ou telle espèce. Elle offre beaucoup plus de chances de réussite quand on la pratique sur de jeunes sujets; mais, comme elle les laisse faibles et les empêche de se bien développer, on attend, pour ceux qui doivent partager nos travaux, une époque assez avancée; chez le cheval, par exemple, on a l'habitude d'attendre jusqu'à quatre ou cinq ans, et même davantage, l'expérience prouvant que le succès de l'opération est le même, quoiqu'ils aient déjà parcouru une partie de leur carrière. Les verrats, les agneaux, les chevreaux doivent au contraire être châtrés sitôt qu'on le peut.

Je me contenterai de donner un résumé des différentes manières de châtrer les animaux et de passer en revue ceux qui y sont le plus soumis chez nous, tels que le cheval, le taureau, le bélier, le bouc, le verrat, le chat, le coq, etc.

Les méthodes les plus généralement employées sont, par les cassots, par la ligature, par la cautérisation, par la torsion du cordon, par râclement et par arrachement. La première, la plus généralement employée, surtout chez les monodactyles, se pratique à testicule couvert ou découvert. Dans le premier cas, on n'incise que le scrotum; on fait sortir le testicule; on applique sur le cordon, au-dessus de l'épidydime, les cassots (petits morceaux de bois qu'on obtient en fendant en quatre une branche de sureau dont on enlève la moelle; leur longueur est de quatre à cinq pouces; ils sont échancrés à chaque extrémité, et remplis à l'intérieur d'une pâte faite avec du sublimé-corrosif et de la farine). On serre avec une ficelle sur les entailles des deux extrémités, et on laisse cet appareil assez longtemps pour procurer la séparation du testicule; ou bien on coupe la glande un peu plus bas que l'appareil, et on l'enlève au bout de quelques jours. La différence dans le testicule découvert consiste dans l'incision de la tunique vaginale, et dans la mise à nu de l'organe.

Le procédé par la cautérisation est très-employé pour le cheval et le taureau, en Angleterre surtout. Il consiste à saisir le cordon avec des espèces de pinces, à couper au-dessous, et à cautériser la plaie avec un bouton de feu; ou bien à faire la section avec un couteau de cuivre rougi à banc. Ce procédé peut entraîner de graves accidens, surtout chez les chevaux irritables.

La ligature est souvent employée sur différens animaux, le taureau, le cheval, les béliers, les agneaux. On peut dans ce procédé ou comprendre tout le scrotum au-dessous des testicules, dans une anse de fil, et le laisser tomber en mortalité, ou bien l'amputer quelques jours après l'opération; d'autres fois on se comporte comme chez l'homme, en incisant le scrotum, coupant le cordon et liant les artères. Il est des contrées où l'on comprend le cordon dans une anse double de ficelle, qu'on passe avec une grosse aiguille à travers le scrotum, ligature dont on serre les bouts avec force.

La torsion ou *bistournage*, qui consiste à tordre le cordon sur lui-même, à le maintenir ainsi au moyen d'une ligature appliquée au bas du scrotum, est très-fréquemment employée chez les veaux, les taureaux, les béliers; il faut avoir assez d'adresse pour bien s'en acquitter : il n'est pas nécessaire que la ligature soit fortement serrée. On se contente de faire la section du cordon, après avoir ouvert le scrotum et la tunique vaginale, chez les animaux très-jeunes. On peut aussi râcler le cordon avec un bistouri, jusqu'à ce que la section soit faite, pour prévenir l'hémorrhagie : cet accident n'est à redouter que si l'on fait ainsi chez les animaux très-forts. On opère par l'arrachement des testicules, après avoir ouvert le scrotum, chez les agneaux, les chiens, les chats, les lapins, etc.

La castration des volailles, et surtout celle du coq, est pratiquée, par les femmes de la campagne, au printemps ou au commencement de l'automne. Elle consiste en une incision faite près du cloaque,

qui sert à introduire les doigts qui vont à la recherche des testicules. Cela fait , on réunit les bords de la plaie par quelques points
de suture, et on y applique un peu de cendre.

Il est facile de voir, d'après ce court exposé, combien l'art vétérinaire a besoin de se perfectionner quant à cette opération , en s'ap-
propriant les méthodes les plus généralement mises en pratique chez
l'homme ; c'est ainsi qu'on évitera les accidens secondaires : l'hémorrhagie, le tétanos, la péritonite et l'entérite , qui , quoique assez
rares , deviennent très - fâcheux quand ils se sont emparés du
malade.

FIN.

HIPPOCRATIS APHORISMI

(*edente* PARISET).

I.

In acutis affectionibus raro, et per initia, purgantibus utendum, idque diligenti priùs adhibitâ cautione faciendum. *Sect.* 1, *aph.* 24.

II.

Mulieri, menstruis deficientibus, è naribus sanguinem fluere, bonum. *Sect.* 5, *aph.* 53.

III.

Eunuchi non laborant podagrâ, neque calvi fiunt. *Sect.* 6, *aph.* 28.

IV.

Erysipelas foris quidem intrò verti, non bonum : intùs verò foràs, bonum. *Sect.* 6, *aph.* 25.

V.

A meracâ dejectione dysenteria (malum). *Sect.* 7, *aph.* 23.

VI.

A dolore vehementi partium circa ventrem, extremarum frigus, malum. *Ibid.*, *aph.* 26.

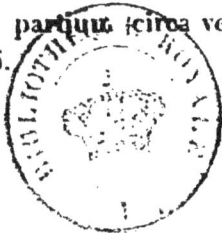

www.ingramcontent.com/pod-product-compliance
Lightning Source LLC
Chambersburg PA
CBHW050429210326

41520CB00019B/5845